VOYAGE D'ÉTUDE

AUX

Stations Hydrominérales et Climatiques

(SEPTEMBRE 1913)

ARIÈGE & PYRÉNÉES-ORIENTALES

Sous la direction du Dr J. SELLIER

Secrétaire général de la Société

USSAT-LES-BAINS

PAR

MM. FLORANT & LÉCUZIA

Étudiants en Médecine de la Faculté de Médecine de Bordeaux

PARIS

EDITIONS DE LA "GAZETTE DES EAUX"

3, Rue Humboldt, 3

1914

Société d'Hydrologie et de Climatologie de Bordeaux et du Sud-Ouest

VOYAGE D'ÉTUDE

AUX

Stations Hydrominérales et Climatiques

(SEPTEMBRE 1913)

ARIÈGE & PYRÉNÉES-ORIENTALES

Sous la direction du Dr J. SELLIER
Secrétaire général de la Société

USSAT-LES-BAINS

PAR

MM. FLORANT & LÉCUZIA

Étudiants en Médecine de la Faculté de Médecine de Bordeaux

PARIS

EDITIONS DE LA "GAZETTE DES EAUX"
3, Rue Humboldt, 3

1914

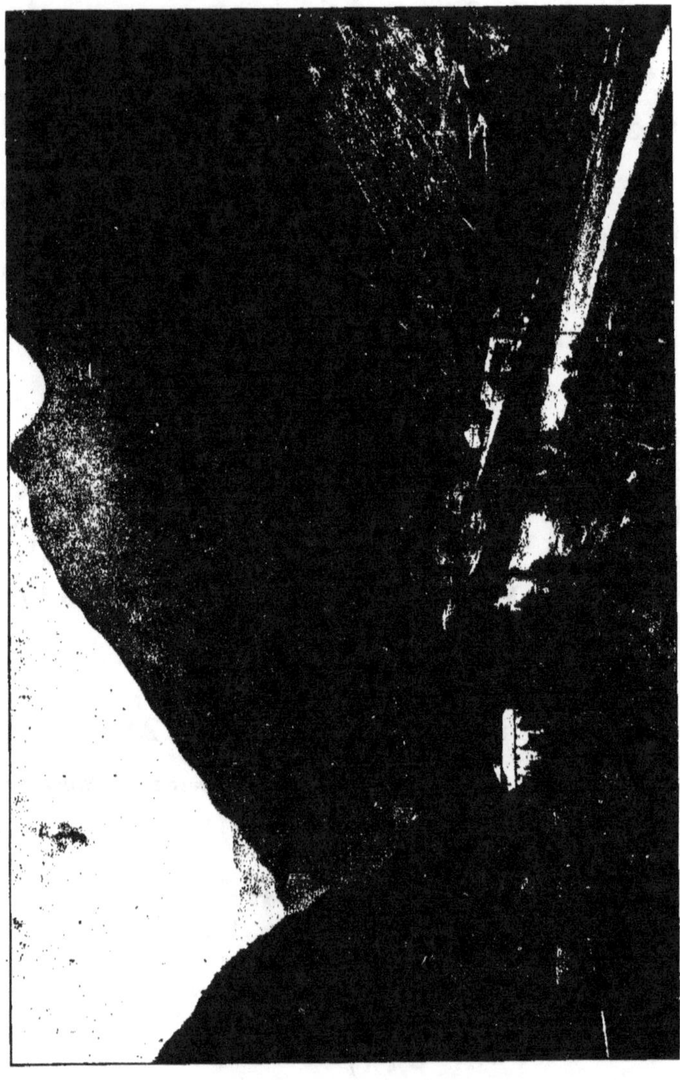

USSAT-LES-BAINS

LA SOCIÉTÉ D'HYDROLOGIE
ET DE CLIMATOLOGIE
DE BORDEAUX

A

USSAT-LES-BAINS

Par MM. FLORANT et LÉCUZIA

Etudiants en Médecine de la Faculté de Médecine de Bordeaux

Notre arrivée à Ussat eut lieu à une heure un peu tardive (21 heures). A la gare, nous attendait notre confrère, M. le Dr Pujol, qui voulut bien nous conduire à l'Hôtel du Parc.

Le lendemain matin, 3 septembre, sous la conduite de M. le Dr Pujol, nous visitâmes la station.

Ussat est un village dépendant de la commune d'Ornolac, à 19 kilomètres de Foix, et à cheval sur l'Ariège.

Il est situé dans un véritable nid de verdure, à 485 mètres au-dessus du niveau de la mer. La vallée dans laquelle il est bâti est orientée du sud-est au nord-ouest ; il se trouve donc à l'abri des vents du nord et de l'est. La pression barométrique moyenne est de 730 mm. ; par les temps les plus chauds, le maximum, à l'ombre, est de 30 à 32 degrés. Un vaste parc d'arbres gigantesques, en bordure sur l'Ariège, assure, à n'importe quel moment de la journée, un ombrage frais et très suffisant. La pluie y tombe rarement.

Ussat possède deux Etablissements : les Thermes et Sainte-Germaine. Les deux appartiennent à une administration hospitalière.

Les Thermes, sur la rive droite du fleuve, furent donnés, en 1787, par le baron d'Ornolac, à l'hospice de Pamiers. Ils se composent d'une longue galerie de plus de cent mètres de longueur, avec de nombreuses arcades. De chaque côté, se trouvent deux pavillons avec toiture à l'italienne. Sous cette galerie, s'ouvrent une quarantaine de cabines de bains et quelques cabinets de douches. A l'une des extrémités est la buvette.

L'autre Etablissement, sur la rive gauche, présente également une galerie, à dimensions plus réduites, où sont des cabines et deux piscines.

Les eaux utilisées dans les deux Etablissements sont les mêmes.

Le captage de l'Etablissement des Thermes est fait par un canal hydrostatique, à niveau constant. Ce canal retient l'eau thermale qui se perdrait fatalement dans un sous-sol caillouteux, très perméable. Cette même application a été réalisée à Lamalou.

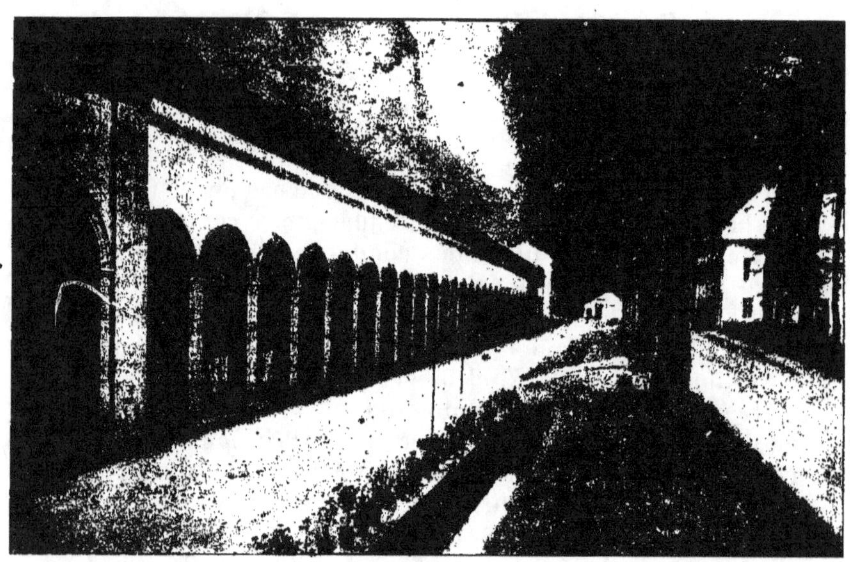

USSAT. — La galerie de l'Etablissement

Les eaux naissent dans un poudding gris foncé, au pied d'une roche calcaire. Leur débit, aux Thermes, est de 820 mètres cubes par 24 heures ; à Sainte-Germaine, de 420 mètres cubes environ. Elles sont limpides, onctueuses au toucher, d'une saveur spéciale. Elles laissent sur la peau une légère odeur soufrée.

Leur température au griffon est de 37°. On les utilise vers 34° dans les baignoires ; sous les piscines de Sainte-Geneviève, elles ont environ 28°.

Les eaux d'Ussat sont des eaux thermales indéterminées ; elles sont sulfatées et bicarbonatées calciques et magnésiennes. Elles sont alcalines et contiennent de la silice libre. Elles bleuissent le papier de tournesol rougi par les acides.

Ce qu'il faut surtout retenir, c'est la proportion énorme de chaux qu'elles renferment ; à peu près les deux tiers de leur composition.

Elles sont employées en bains, douches et boissons ; mais les bains constituent la partie la plus active du traitement. Leur durée varie de trente à quarante minutes.

Les douches et les boissons ne sont utilisées que comme adjuvants de cure. ●'avis de M. le Dr Pujol est que l'eau d'Ussat, en boisson, donne de bons résultats et qu'il y a souvent intérêt à se servir de ses propriétés purgatives et apéritives, ce qu'on obtient facilement par l'absorption de 4 à 5 verrées, le matin à jeun.

L'action dominante, caractéristique des eaux d'Ussat, c'est une action sédative. Elle est, a proprement parler, un spécifique contre la douleur. C'est ainsi qu'on peut voir souvent des névralgies rebelles se calmer après un seul bain. Il est de règle qu'on obtienne ce résultat dès le quatrième ou cinquième ; mais il est absolument exceptionnel que la douleur s'exaspère sous l'influence des bains. A Ussat, il n'y a pas, comme dans la plupart des cures thermales, pas plus au début qu'à la fin du traitement, de réaction sous la dépendance de la fièvre thermale.

Tels sont les effets qu'on observe et qu'on a essayé d'expliquer, sans y réussir pleinement d'ailleurs.

Mais l'eau d'Ussat est aussi tonique, laxative et légèrement diurétique chez les inappétents, anémiés, constipés, qui dorment mal, les forces générales se relèvent, l'appétit renaît, les selles et le sommeil se régularisent, sous l'influence des bains et de quelques verres pris à la buvette minérale. Ces phénomènes sont dûs vraisemblablement aux sels de chaux. Les sulfates de chaux et de magnésie activent la contraction des fibres lisses et des glandes intestinales et par là assurent un écoulement plus intense de la bile. Ils empêchent les fermentations de se produire et réalisent ainsi l'antiseptie intestinale. En outre, les sels de chaux augmentent la désassimilation des produits azotés, d'où la production de composés plus aisément assimilables.

Quant à la silice que l'eau renferme, elle agit plus spécialement sur les reins. La diurèse est plus abondante, sans irritation pour la vessie, ni congestion pour la prostate.

Tout cela a été appris au cours de nos promenades à travers la Station et de nos visités aux établissements.

● ●

A 9 heures 1/2, sous le hall de Sainte-Germaine, les excursionnistes ont été réunis pour écouter une causerie de M. le Dr Pujol. Très simplement, mais servi par une connaissance parfaite de sa Station, notre confrère a bien voulu nous entretenir des indications et des contre-indications des eaux d'Ussat.

Affections utérines

Nos eaux, a-t-il dit, en substance, sont indiquées d'abord dans les affections utérines ou péri-utérines. Elles en calment la douleur, parfois avec une rapidité surprenante. Dans l'aménorrhée et la dysménorrhée spasmodique, un soulagement très appréciable est assuré au bout de 2 ou 3 semaines de traitement. La métrite simple ou hémorragique, la périmétrite, la salpingite et la salpingo-ovarite sont presque toujours améliorées à la fin de la première cure. On voit aussi, quelquefois, dans les épithéliomas fongueux du col, la plaie se déterger et l'écoulement sanieux diminuer ou se tarir. Mais il faut surtout retenir l'action remarquable des eaux d'Ussat dans la vaginite blennorrhagique, qui est toujours et sûrement guérie.

Névroses

Après les affections utérines, ce sont les névroses, en général, qui sont les plus justiciables d'Ussat: pour quelques-unes même, elles paraissent jouir d'une action particulière toute spéciale.

Les névralgies et les névrites, dont les douleurs sont souvent si tenaces, cèdent le plus habituellement à leur action sédative. La guérison des sciatiques est ici d'observation courante et banale. Quelques améliorations ont été signalées dans des cas de névralgie trifaciale et dans des cas de névralgies ophtalmiques consécutives à des zonas de la même région. Dans la paralysie agitante, la disparition de la chaleur cutanée s'observe souvent; un jeune homme atteint de sclérose en plaques a pu marcher plus facilement après des cures répétées à Ussat. On a enregistré de bons résultats dans l'hémichorée post-hémiplégique et dans un certain nombre de cas de congestion cérébrale. Des faits intéressants et encourageants par leurs résultats ont été publiés au sujet de l'hystérie et de la chorée.

Goître exophtalmique

M. le Dr Pujol nous signale ensuite la guérison du goître

exophtalmique à l'actif des eaux d'Ussat. Le premier, il **a** découvert cette propriété particulière et il a déjà publié 17 observations de ce genre, extrêmement instructives. S'il n'est pas possible, actuellement du moins, d'expliquer comment agit le traitement hydrominéral, le fait qu'il agit et guérit concourt à justifier l'idée de névrose, et à ruiner la théorie qui plaçait l'origine de cette affection dans les ganglions cervicaux du grand sympathique et, notamment, dans le ganglion inférieur. D'ailleurs, ces lésions sympathiques admises, n'ont jamais pu être trouvées. La chirurgie perd donc une partie de ses droits d'interventions dans le traitement du goitre exophtalmique.

Affections cutanées

Concurremment, les eaux d'Ussat paraissent avoir une action heureuse dans certaines affections cutanées. M. le Dr Pujol nous résume l'observation de M. D..., atteint d'eczéma érysipélateux de la face, et celle d'une dame âgée, présentant un ulcère variqueux à la jambe qui, tous les deux, ont quitté la Station guéris.

Dyspepsies

Il en est de même de quelques dyspepsies, lorsqu'elles sont une conséquence d'affections utérines ou qu'elles sont concomitantes avec des troubles nerveux. Ussat les améliore à peu près certainement.

Contre-Indications

Rares sont les contre-indications ; toutefois, on peut dire, en général, qu'il faut s'abstenir d'envoyer à Ussat les malades à l'état aigu et pendant la période fébrile. Un état chronique ne constitue pas une contre-indication, mais il ne faut jamais oublier que les eaux sont d'autant plus efficaces que le malade est plus rapproché du début de son affection.

Tel est le résumé des renseignements techniques qui nous ont été fournis. Pressée par l'heure, la caravane quitta la Station pour se rendre à la gare. Une heure après, elle était arrivée à Ax-les-Thermes.

Issoudun. — Imprimerie H. GAIGNAULT, 23, rue Victor-Hugo.